# QUADERNO ALIMENTARE DI

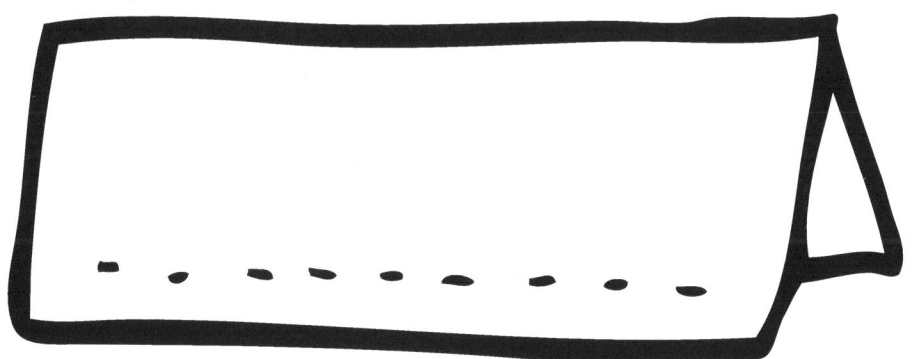

Copyright @ 2019 Carta & Co
Tutti i diritti riservati

# Come Funziona?

Al giorno d'oggi, la connessione tra alimentazione e stato generale di salute è ben nota; sono sempre più numerosi i pareri di medici e naturopati che vedono proprio nel cibo uno strumento essenziale per curare il nostro fisico.

Questo diario alimentare é stato pensato per chi segue o sta per iniziare la dieta dei gruppi sanguigni, diffusa in Italia dal Dottor Mozzi.

Si tratta di uno strumento semplice ma utilissimo per aiutarti a cambiare il tuo regime alimentare giorno dopo giorno. Grazie alle schede giornaliere, potrai infatti scrivere ogni giorno gli alimenti che compongono tutti i tuoi pasti e annotare l'assunzione di eventuali integratori o farmaci.

Inoltre, nelle schede iniziali troverai la lista completa di alimenti per il tuo gruppo sanguigno - benefici, neutri o da evitare - che ti servirà da promemoria.

Nella sezione finale, avrai anche a disposizione la pagine del ricettario per trascrivere tutte le ricette nuove che costituiscono i piatti gustosi e indicati per il tuo gruppo sanguigno.

# Carne & Pollame

## Benefici

Agnello
Bresaola
Cavallo
Cuore
Fegato

Capretto
Capriolo
Manzo
Montone
Vitello

Carne secca
Carne salada

## Neutri

Anatra
Coniglio
Fagiano
Pollo
Tacchino

Cappone
Lepre
Gallo
Gallina
Struzzo

## Sconsigliati

Maiale
Oca
Cinghiale
Carne affumicata

# Pesce & Frutti di Mare

## Benefici

| | | |
|---|---|---|
| Aringa | Pagello | Storione |
| Halibut | Persico | Pesce spada |
| Luccio | Ricciola | Trota iridea |
| Merluzzo | Sardine | |
| Nasello | Sgombro | |
| Salmone | Sogliola | |

## Neutri

| | | | |
|---|---|---|---|
| Acciughe | Coregone | Ostriche | Branzino |
| Anguilla | Cozze | Pangasio | Tonno |
| Aragosta | Gamberi | Passera di mare | Triglia |
| Calamari | Granchio | Rane | Trota salmonata |
| Carpa | Lumache | Spigola | Vongole |
| Cernia | Orata | | |

## Sconsigliati

| | |
|---|---|
| Caviale | Pesce gatto |
| Palombo | Salmone affumicato |
| Polpo | Aringhe affumicate/ |
| Seppia | in salamoia |

# Latte & Derivati

## Benefici

Nessuno

## Neutri

Feta
Mozzarella
Formaggio di capra
Latte di soia
Yogurt di soia
Tofu

## Sconsigliati

Brie
Camembert
Cheddar
Colby
Edam
Emmenthal
Formaggio fresco
Gorgonzola
Parmigiano
Provolone
Gouda
Ricotta
Tomino
Formaggio svizzero
Latte di capra
Siero di latte
Kefir
Latte
Yogurt
Gelati

# Oli & Grassi

## Benefici

Olio di semi di lino
Olio di vinacciolo
Olio di riso
Olio di semi di zucca

## Neutri

Burro
Olio di oliva
Olio di sesamo
Olio di girasole
Olio di semi di canapa
Olio di fegato di merluzzo
Olio di soia

## Sconsigliati

Olio di arachidi
Olio di mais

# Semi & Frutta Secca

## Benefici

Noci
Semi di zucca

## Neutri

| | | |
|---|---|---|
| Castagne | Semi di canapa | Burro di nocciole |
| Mandorle | Semi di sesamo | |
| Nocciole | Semi di girasole | |
| Pinoli | Burro di mandorle | |
| Noci pecan | Noci di macadamia | |
| Tahini | | |

## Sconsigliati

| | |
|---|---|
| Anacardi | Noci brasiliane |
| Arachidi | Burro di arachidi |
| Pistacchi | Semi di papavero |

# Legumi

## Benefici

Fagioli Azuki
Fagioli dell'occhio

## Neutri

| | | |
|---|---|---|
| Borlotti freschi | Fagioli rossi | Soia gialla |
| Cicerchie | Fagiolini | Soia verde |
| Cannellini | Fave | Taccole |
| Fagioli neri | Lupini | |
| Ceci | Piselli | |

## Sconsigliati

Borlotti secchi
Fagioli bianchi di Spagna
Lenticchie
Lenticchie rosse

# Cereali

## Benefici

Nessuno

## Neutri

Amaranto
Grano saraceno
Miglio
Quinoa
Riso (tutti i tipi)

Farina di riso
Tapioca

## Sconsigliati

Avena
Couscous
Crusca di grano
Germe di grano
Fecola di patate
Farro

Frumento
Kamut
Mais
Amido di mais
Pop corn
Orzo

Segale
Seitan
Semola di grano duro

# Ortaggi

## Benefici

Alghe marine
Bietole
Broccoli
Carciofi
Cavolo verza
Cicoria
Cipolla
Pastinaca
Patate dolci
Porro
Spinaci
Tarassaco
Zucca

## Neutri

Asparagi
Barbabietola
Carota
Cavolo cappuccio
Cerfoglio
Cetriolo
Daikon
Finocchio
Funghi
Orecchiette
Germogli di soia
Indivia
Lattuga
Olive verdi
Peperoni
Pomodoro
Prezzemolo
Radicchio
Ravanello
Rucola
Scalogno
Sedano
Tartufo
Topinambur
Zenzero
Zucchine

# Ortaggi

## Sconsigliati

Alfa-alfa
Cavolfiore
Cavolo rosso
Champignon
Mais

Cavolini di Bruxelles
Melanzane
Olive nere
Patate

# Frutta

## Benefici

Fichi
Prugne

## Neutri

| | | | |
|---|---|---|---|
| Albicocche | Datteri | Melograno | Pompelmo |
| Ananas | Kiwi | Ciliegie | Ribes |
| Anguria | Uva | Mirtilli | Sambuco |
| Banane | Lamponi | Papaia | Mele |
| Cachi | Limoni | Fichi d'India | Pere |
| Cedro | Mango | Melone giallo | Pesche |

## Sconsigliati

| | |
|---|---|
| Arance | Noce di cocco |
| Avocado | Rabarbaro |
| Fragole | Mandaranci |
| Mandarini | More |
| Melone | |

# Spezie

## Benefici

Curcuma
Curry
Pepe di Cayenna

## Neutri

| | | | |
|---|---|---|---|
| Alloro | Chiodi di | Peperoncino | Rosmarino |
| Aneto | garofano | Semi di | Salvia |
| Anice | Coriandolo | finocchio | Senape |
| Bergamotto | Cumino | Miso | Tamari |
| Basilico | Dragoncello | Paprika | Timo |
| Cerfoglio | Erba | Pepe nero | Zafferano |
| Menta | cipollina | Peperoncino | Miso |

## Sconsigliati

| | |
|---|---|
| Aceto | Glutammato |
| Cannella | Noce moscata |
| Capperi | Pepe bianco |
| Ketchup | Vaniglia |

# Bevande

## Benefici

Acqua naturale
Caffè di cicoria
Tiglio

## Neutri

Birra
Camomilla
Karkadè
The verde

Vino biano
Vino rosso

## Sconsigliati

Bibite dietetiche
Bibite gassate
Caffè di ginseng
Caffè d'orzo
Caffè

Sidro
Superalcolici
Tamarindo
The bianco
The nero

The deteinato

# ALIMENTAZIONE GIORNALIERA

DATA

**COLAZIONE**

___

**PRANZO**

___

**CENA**

___

**ACQUA**

**SNACK**

**INTEGRATORI**

**MEDICINE**

# ALIMENTAZIONE GIORNALIERA

DATA

**COLAZIONE**

_____
_____
_____
_____

**PRANZO**

_____
_____
_____
_____

**CENA**

_____
_____
_____
_____

**ACQUA**                              **SNACK**

_____
_____
_____

**INTEGRATORI**              **MEDICINE**

_____        _____
_____        _____

# ALIMENTAZIONE GIORNALIERA

DATA

### COLAZIONE

_____
_____
_____
_____

### PRANZO

_____
_____
_____
_____

### CENA

_____
_____
_____
_____

### ACQUA                              SNACK

### INTEGRATORI                  MEDICINE

# ALIMENTAZIONE GIORNALIERA

DATA

COLAZIONE

_____
_____
_____
_____

PRANZO

_____
_____
_____
_____

CENA

_____
_____
_____
_____

ACQUA                                    SNACK

_____
_____
_____

INTEGRATORI                         MEDICINE

_____
_____

# ALIMENTAZIONE GIORNALIERA

DATA

COLAZIONE

_____
_____
_____
_____

PRANZO

_____
_____
_____
_____

CENA

_____
_____
_____
_____

ACQUA

SNACK

_____
_____

INTEGRATORI

MEDICINE

_____
_____

# ALIMENTAZIONE GIORNALIERA

DATA

COLAZIONE

___
___
___
___
___

PRANZO

___
___
___
___
___

CENA

___
___
___
___
___

ACQUA

SNACK

___
___
___

INTEGRATORI

MEDICINE

___
___

# ALIMENTAZIONE GIORNALIERA

DATA

**COLAZIONE**
_____
_____
_____
_____

**PRANZO**
_____
_____
_____
_____

**CENA**
_____
_____
_____
_____

**ACQUA**

**SNACK**
_____
_____
_____

**INTEGRATORI**
_____
_____

**MEDICINE**
_____
_____

# ALIMENTAZIONE GIORNALIERA

DATA

COLAZIONE

___
___
___
___

PRANZO

___
___
___
___

CENA

___
___
___
___

ACQUA

SNACK

___
___
___

INTEGRATORI

MEDICINE

# ALIMENTAZIONE GIORNALIERA

DATA

**COLAZIONE**

_____
_____
_____
_____

**PRANZO**

_____
_____
_____
_____

**CENA**

_____
_____
_____
_____

**ACQUA**

**SNACK**

_____
_____
_____

**INTEGRATORI**

**MEDICINE**

_____
_____

# ALIMENTAZIONE GIORNALIERA

DATA

COLAZIONE

___
___
___
___

PRANZO

___
___
___
___

CENA

___
___
___
___

ACQUA

SNACK

___
___
___

INTEGRATORI

MEDICINE

___
___

# ALIMENTAZIONE GIORNALIERA

DATA

COLAZIONE

_____
_____
_____
_____

PRANZO

_____
_____
_____
_____

CENA

_____
_____
_____
_____

ACQUA                    SNACK

INTEGRATORI              MEDICINE

# ALIMENTAZIONE GIORNALIERA

DATA

## COLAZIONE

_____
_____
_____
_____

## PRANZO

_____
_____
_____
_____

## CENA

_____
_____
_____
_____

## ACQUA

## SNACK

_____
_____
_____

## INTEGRATORI

## MEDICINE

_____  _____
_____  _____

# ALIMENTAZIONE GIORNALIERA

DATA

COLAZIONE

___
___
___
___

PRANZO

___
___
___
___

CENA

___
___
___
___

ACQUA

SNACK

___
___
___

INTEGRATORI

MEDICINE

# ALIMENTAZIONE GIORNALIERA

DATA

COLAZIONE
_____
_____
_____
_____

PRANZO
_____
_____
_____
_____

CENA
_____
_____
_____
_____

ACQUA

SNACK
_____
_____
_____

INTEGRATORI

MEDICINE

# ALIMENTAZIONE GIORNALIERA

DATA

COLAZIONE

_____
_____
_____
_____

PRANZO

_____
_____
_____
_____

CENA

_____
_____
_____
_____

ACQUA                                    SNACK

_____

INTEGRATORI                      MEDICINE

_____
_____

# ALIMENTAZIONE GIORNALIERA

DATA

COLAZIONE
___
___
___
___

PRANZO
___
___
___
___

CENA
___
___
___
___

ACQUA

SNACK
___
___
___

INTEGRATORI

MEDICINE
___
___

# ALIMENTAZIONE GIORNALIERA

DATA

COLAZIONE

___
___
___
___

PRANZO

___
___
___
___

CENA

___
___
___
___

ACQUA

SNACK

___
___
___

INTEGRATORI

MEDICINE

___
___

___
___

# ALIMENTAZIONE GIORNALIERA

DATA

**COLAZIONE**

_____
_____
_____
_____

**PRANZO**

_____
_____
_____
_____

**CENA**

_____
_____
_____
_____

**ACQUA**                    **SNACK**

_____
_____
_____

**INTEGRATORI**              **MEDICINE**

_____
_____

# ALIMENTAZIONE GIORNALIERA

DATA

### COLAZIONE

_____
_____
_____
_____

### PRANZO

_____
_____
_____
_____

### CENA

_____
_____
_____
_____

### ACQUA

### SNACK

_____
_____
_____

### INTEGRATORI

### MEDICINE

_____  _____
_____  _____

# ALIMENTAZIONE GIORNALIERA

DATA

COLAZIONE

___

PRANZO

___

CENA

___

ACQUA

SNACK

INTEGRATORI

MEDICINE

# ALIMENTAZIONE GIORNALIERA

DATA

**COLAZIONE**

_____
_____
_____
_____

**PRANZO**

_____
_____
_____
_____

**CENA**

_____
_____
_____
_____

**ACQUA**　　　　　　　　　　**SNACK**

_____
_____
_____

**INTEGRATORI**　　　　　　**MEDICINE**

_____
_____

# ALIMENTAZIONE GIORNALIERA

DATA

COLAZIONE

___
___
___
___

PRANZO

___
___
___
___

CENA

___
___
___
___

ACQUA

SNACK

___
___
___

INTEGRATORI

MEDICINE

___
___

# ALIMENTAZIONE GIORNALIERA

DATA

COLAZIONE

___

PRANZO

___

CENA

___

ACQUA

SNACK

INTEGRATORI

MEDICINE

# ALIMENTAZIONE GIORNALIERA

DATA

COLAZIONE

___

PRANZO

___

CENA

___

ACQUA

SNACK

INTEGRATORI

MEDICINE

# ALIMENTAZIONE GIORNALIERA

**DATA**

### COLAZIONE

_____
_____
_____
_____

### PRANZO

_____
_____
_____
_____

### CENA

_____
_____
_____
_____

### ACQUA

### SNACK

_____
_____

### INTEGRATORI

### MEDICINE

_____
_____

# ALIMENTAZIONE GIORNALIERA

DATA

COLAZIONE

PRANZO

CENA

ACQUA                              SNACK

INTEGRATORI               MEDICINE

# ALIMENTAZIONE GIORNALIERA

DATA

**COLAZIONE**

_____
_____
_____
_____

**PRANZO**

_____
_____
_____
_____

**CENA**

_____
_____
_____
_____

**ACQUA**                              **SNACK**

_____
_____
_____

**INTEGRATORI**                        **MEDICINE**

_____                    _____
_____                    _____

# ALIMENTAZIONE GIORNALIERA

DATA

COLAZIONE

_____
_____
_____
_____

PRANZO

_____
_____
_____
_____

CENA

_____
_____
_____
_____

ACQUA                           SNACK

INTEGRATORI                     MEDICINE

# ALIMENTAZIONE GIORNALIERA

DATA

COLAZIONE
_____
_____
_____
_____

PRANZO
_____
_____
_____
_____

CENA
_____
_____
_____
_____

ACQUA	SNACK
_____
_____
_____

INTEGRATORI	MEDICINE
_____	_____
_____	_____

# ALIMENTAZIONE GIORNALIERA

DATA

COLAZIONE

___

PRANZO

___

CENA

___

ACQUA

SNACK

INTEGRATORI

MEDICINE

# ALIMENTAZIONE GIORNALIERA

DATA

**COLAZIONE**

_____
_____
_____
_____

**PRANZO**

_____
_____
_____
_____

**CENA**

_____
_____
_____
_____

**ACQUA**

**SNACK**

_____
_____

**INTEGRATORI**

**MEDICINE**

_____
_____

# ALIMENTAZIONE GIORNALIERA

DATA

COLAZIONE

___

___

___

___

PRANZO

___

___

___

___

CENA

___

___

___

___

ACQUA                                   SNACK

INTEGRATORI                       MEDICINE

# ALIMENTAZIONE GIORNALIERA

DATA

**COLAZIONE**

_____
_____
_____
_____

**PRANZO**

_____
_____
_____
_____

**CENA**

_____
_____
_____
_____

**ACQUA**　　　　　　　　　　**SNACK**

_____
_____
_____

**INTEGRATORI**　　　　　　**MEDICINE**

_____　　_____
_____　　_____

# ALIMENTAZIONE GIORNALIERA

DATA

**COLAZIONE**

---
---
---
---

**PRANZO**

---
---
---
---

**CENA**

---
---
---
---

**ACQUA**

**SNACK**

---
---
---

**INTEGRATORI**

**MEDICINE**

---
---

# ALIMENTAZIONE GIORNALIERA

DATA

COLAZIONE
_____
_____
_____
_____

PRANZO
_____
_____
_____
_____

CENA
_____
_____
_____
_____

ACQUA

SNACK
_____
_____
_____

INTEGRATORI

MEDICINE

# ALIMENTAZIONE GIORNALIERA

DATA

COLAZIONE

___
___
___
___

PRANZO

___
___
___
___

CENA

___
___
___
___

ACQUA                                SNACK

___
___
___

INTEGRATORI                 MEDICINE

___                                  ___
___                                  ___

# ALIMENTAZIONE GIORNALIERA

DATA

**COLAZIONE**

_____
_____
_____
_____

**PRANZO**

_____
_____
_____
_____

**CENA**

_____
_____
_____
_____

**ACQUA**　　　　　　　　　　**SNACK**

_____
_____
_____

**INTEGRATORI**　　　　　　　**MEDICINE**

_____
_____

# ALIMENTAZIONE GIORNALIERA

DATA

COLAZIONE
___
___
___
___

PRANZO
___
___
___
___

CENA
___
___
___
___

ACQUA

SNACK
___
___

INTEGRATORI
___
___

MEDICINE
___
___

# ALIMENTAZIONE GIORNALIERA

DATA

COLAZIONE

_____
_____
_____
_____

PRANZO

_____
_____
_____
_____

CENA

_____
_____
_____
_____

ACQUA　　　　　　　　　　SNACK

_____
_____
_____

INTEGRATORI　　　　　　　MEDICINE

_____　_____
_____　_____

# ALIMENTAZIONE GIORNALIERA

DATA

## COLAZIONE

_____
_____
_____
_____

## PRANZO

_____
_____
_____
_____

## CENA

_____
_____
_____
_____

## ACQUA

## SNACK

_____
_____
_____

## INTEGRATORI

## MEDICINE

# ALIMENTAZIONE GIORNALIERA

DATA

### COLAZIONE

___
___
___
___

### PRANZO

___
___
___
___

### CENA

___
___
___
___

### ACQUA

### SNACK

___
___
___

### INTEGRATORI

### MEDICINE

___
___

# ALIMENTAZIONE GIORNALIERA

DATA

## COLAZIONE

___
___
___
___

## PRANZO

___
___
___
___
___

## CENA

___
___
___
___
___

## ACQUA

## SNACK

___
___
___

## INTEGRATORI

## MEDICINE

___
___

# ALIMENTAZIONE GIORNALIERA

DATA

COLAZIONE

_____
_____
_____
_____

PRANZO

_____
_____
_____
_____

CENA

_____
_____
_____
_____

ACQUA

SNACK

_____
_____
_____

INTEGRATORI

MEDICINE

_____
_____

# ALIMENTAZIONE GIORNALIERA

**DATA**

COLAZIONE
___
___
___
___

PRANZO
___
___
___
___

CENA
___
___
___
___

ACQUA

SNACK
___
___
___

INTEGRATORI

MEDICINE
___
___

# ALIMENTAZIONE GIORNALIERA

DATA

COLAZIONE

_____
_____
_____
_____

PRANZO

_____
_____
_____
_____

CENA

_____
_____
_____
_____

ACQUA                           SNACK

_____

INTEGRATORI                     MEDICINE

_____        _____
_____        _____

# ALIMENTAZIONE GIORNALIERA

DATA

COLAZIONE

_____
_____
_____
_____

PRANZO

_____
_____
_____
_____

CENA

_____
_____
_____
_____

ACQUA                              SNACK

_____
_____
_____

INTEGRATORI                        MEDICINE

_____
_____

# ALIMENTAZIONE GIORNALIERA

DATA

**COLAZIONE**

_____
_____
_____
_____

**PRANZO**

_____
_____
_____
_____

**CENA**

_____
_____
_____
_____

**ACQUA**　　　　　　　　　　　　**SNACK**

_____

**INTEGRATORI**　　　　　　　　　**MEDICINE**

_____
_____

# ALIMENTAZIONE GIORNALIERA

DATA

COLAZIONE

---
---
---
---

PRANZO

---
---
---
---

CENA

---
---
---
---

ACQUA

SNACK

---
---
---

INTEGRATORI

MEDICINE

# ALIMENTAZIONE GIORNALIERA

DATA

### COLAZIONE

___
___
___
___

### PRANZO

___
___
___
___

### CENA

___
___
___
___

### ACQUA

### SNACK

___
___
___

### INTEGRATORI

### MEDICINE

___
___

# ALIMENTAZIONE GIORNALIERA

DATA

COLAZIONE

_____
_____
_____
_____

PRANZO

_____
_____
_____
_____

CENA

_____
_____
_____
_____

ACQUA                           SNACK

                                _____
                                _____
                                _____

INTEGRATORI                     MEDICINE

_____                 _____
_____                 _____

# ALIMENTAZIONE GIORNALIERA

DATA

COLAZIONE

_____
_____
_____
_____

PRANZO

_____
_____
_____
_____

CENA

_____
_____
_____
_____

ACQUA                                   SNACK

_____

INTEGRATORI                             MEDICINE

_____
_____

# ALIMENTAZIONE
# GIORNALIERA

DATA

COLAZIONE

___
___
___
___

PRANZO

___
___
___
___

CENA

___
___
___
___

ACQUA

SNACK

___
___
___

INTEGRATORI

MEDICINE

___

___

# ALIMENTAZIONE GIORNALIERA

DATA

COLAZIONE

_____
_____
_____
_____

PRANZO

_____
_____
_____
_____

CENA

_____
_____
_____
_____

ACQUA

SNACK

_____
_____

INTEGRATORI

MEDICINE

_____
_____

# ALIMENTAZIONE
# GIORNALIERA

DATA

COLAZIONE

___

PRANZO

___

CENA

___

ACQUA                                   SNACK

INTEGRATORI                    MEDICINE

# ALIMENTAZIONE GIORNALIERA

DATA

COLAZIONE

_____
_____
_____
_____

PRANZO

_____
_____
_____
_____

CENA

_____
_____
_____
_____

ACQUA                               SNACK

                                    _____
                                    _____
                                    _____

INTEGRATORI                         MEDICINE

_____         _____
_____         _____

# ALIMENTAZIONE GIORNALIERA

DATA

COLAZIONE
___
___
___
___
___

PRANZO
___
___
___
___
___

CENA
___
___
___
___
___

ACQUA

SNACK
___
___
___

INTEGRATORI
___
___

MEDICINE
___
___

# ALIMENTAZIONE GIORNALIERA

DATA

COLAZIONE

___
___
___
___

PRANZO

___
___
___
___

CENA

___
___
___
___

ACQUA

SNACK

___
___
___

INTEGRATORI

MEDICINE

___
___

# ALIMENTAZIONE GIORNALIERA

DATA

COLAZIONE

___
___
___
___

PRANZO

___
___
___
___

CENA

___
___
___
___

ACQUA                                      SNACK

___
___
___

INTEGRATORI                          MEDICINE

___                                                ___
___                                                ___

# ALIMENTAZIONE GIORNALIERA

DATA

COLAZIONE

_____
_____
_____
_____

PRANZO

_____
_____
_____
_____

CENA

_____
_____
_____
_____

ACQUA

SNACK

_____
_____
_____

INTEGRATORI

MEDICINE

_____
_____

# ALIMENTAZIONE GIORNALIERA

**DATA**

## COLAZIONE

_____
_____
_____
_____

## PRANZO

_____
_____
_____
_____

## CENA

_____
_____
_____
_____

**ACQUA**

**SNACK**

_____
_____
_____

**INTEGRATORI**

**MEDICINE**

_____
_____

# ALIMENTAZIONE GIORNALIERA

DATA

COLAZIONE

___
___
___
___

PRANZO

___
___
___
___

CENA

___
___
___
___

ACQUA                                SNACK

___
___
___

INTEGRATORI                    MEDICINE

___
___

# ALIMENTAZIONE GIORNALIERA

DATA

COLAZIONE

PRANZO

CENA

ACQUA

SNACK

INTEGRATORI

MEDICINE

# ALIMENTAZIONE GIORNALIERA

DATA

COLAZIONE

___
___
___
___

PRANZO

___
___
___
___

CENA

___
___
___
___

ACQUA                               SNACK

INTEGRATORI                         MEDICINE

# ALIMENTAZIONE GIORNALIERA

DATA

COLAZIONE

___

___

___

___

PRANZO

___

___

___

___

CENA

___

___

___

___

ACQUA

SNACK

___

___

___

INTEGRATORI

MEDICINE

___

___

___

___

# ALIMENTAZIONE GIORNALIERA

DATA

## COLAZIONE

_____
_____
_____
_____

## PRANZO

_____
_____
_____
_____

## CENA

_____
_____
_____
_____

## ACQUA

## SNACK

_____
_____

## INTEGRATORI

## MEDICINE

_____
_____

# ALIMENTAZIONE GIORNALIERA

DATA

## COLAZIONE

_____
_____
_____
_____

## PRANZO

_____
_____
_____
_____

## CENA

_____
_____
_____
_____

## ACQUA                                    SNACK

_____
_____
_____

## INTEGRATORI                         MEDICINE

_____          _____
_____          _____

# ALIMENTAZIONE GIORNALIERA

DATA

**COLAZIONE**

_____
_____
_____
_____

**PRANZO**

_____
_____
_____
_____

**CENA**

_____
_____
_____
_____

**ACQUA**　　　　　　　　　　**SNACK**

_____
_____
_____

**INTEGRATORI**　　　　　　**MEDICINE**

_____　　_____
_____　　_____

# ALIMENTAZIONE GIORNALIERA

**DATA**

## COLAZIONE

_____
_____
_____
_____

## PRANZO

_____
_____
_____
_____

## CENA

_____
_____
_____
_____

## ACQUA

## SNACK

_____
_____
_____

## INTEGRATORI

## MEDICINE

_____     _____
_____     _____

# ALIMENTAZIONE GIORNALIERA

DATA

COLAZIONE
_____
_____
_____
_____

PRANZO
_____
_____
_____
_____

CENA
_____
_____
_____
_____

ACQUA

SNACK
_____
_____
_____

INTEGRATORI

MEDICINE
_____

_____

# ALIMENTAZIONE GIORNALIERA

DATA

COLAZIONE

_____
_____
_____
_____

PRANZO

_____
_____
_____
_____

CENA

_____
_____
_____
_____

ACQUA                                    SNACK

INTEGRATORI                              MEDICINE

# ALIMENTAZIONE GIORNALIERA

DATA

**COLAZIONE**

_____
_____
_____
_____

**PRANZO**

_____
_____
_____
_____

**CENA**

_____
_____
_____
_____

**ACQUA**　　　　　　　　　　**SNACK**

_____
_____

**INTEGRATORI**　　　　　　**MEDICINE**

_____
_____

# ALIMENTAZIONE GIORNALIERA

DATA

## COLAZIONE

_____
_____
_____
_____

## PRANZO

_____
_____
_____
_____
_____

## CENA

_____
_____
_____
_____

## ACQUA

## SNACK

_____
_____
_____

## INTEGRATORI

## MEDICINE

_____  _____
_____  _____

# ALIMENTAZIONE GIORNALIERA

DATA

COLAZIONE

_____
_____
_____
_____

PRANZO

_____
_____
_____
_____

CENA

_____
_____
_____
_____

ACQUA                                    SNACK

_____

INTEGRATORI                              MEDICINE

_____          _____

_____          _____

# ALIMENTAZIONE GIORNALIERA

DATA

COLAZIONE
_____
_____
_____
_____

PRANZO
_____
_____
_____
_____

CENA
_____
_____
_____
_____

ACQUA                           SNACK
                                _____
                                _____
                                _____

INTEGRATORI         MEDICINE
_____     _____
_____     _____

# ALIMENTAZIONE GIORNALIERA

DATA

COLAZIONE

_____
_____
_____
_____

PRANZO

_____
_____
_____
_____

CENA

_____
_____
_____
_____

ACQUA

SNACK

_____
_____
_____

INTEGRATORI

MEDICINE

_____

_____

# ALIMENTAZIONE GIORNALIERA

DATA

## COLAZIONE

_____
_____
_____
_____

## PRANZO

_____
_____
_____
_____

## CENA

_____
_____
_____
_____

## ACQUA

## SNACK

_____
_____

## INTEGRATORI

## MEDICINE

_____   _____
_____   _____

# ALIMENTAZIONE GIORNALIERA

**DATA**

### COLAZIONE

_____
_____
_____
_____

### PRANZO

_____
_____
_____
_____

### CENA

_____
_____
_____
_____

### ACQUA

### SNACK

_____
_____

### INTEGRATORI

### MEDICINE

_____
_____

# ALIMENTAZIONE GIORNALIERA

DATA

COLAZIONE

_____
_____
_____
_____

PRANZO

_____
_____
_____
_____
_____

CENA

_____
_____
_____
_____

ACQUA                                    SNACK

_____
_____
_____

INTEGRATORI                              MEDICINE

_____        _____
_____        _____

# ALIMENTAZIONE GIORNALIERA

DATA

**COLAZIONE**
_____
_____
_____
_____

**PRANZO**
_____
_____
_____
_____

**CENA**
_____
_____
_____
_____

**ACQUA**

**SNACK**
_____
_____

**INTEGRATORI**

**MEDICINE**
_____
_____

# ALIMENTAZIONE GIORNALIERA

DATA

## COLAZIONE

___

___

___

___

## PRANZO

___

___

___

___

## CENA

___

___

___

___

## ACQUA

## SNACK

___

___

___

## INTEGRATORI

## MEDICINE

___

___

# ALIMENTAZIONE GIORNALIERA

DATA

## COLAZIONE

_____
_____
_____
_____

## PRANZO

_____
_____
_____
_____

## CENA

_____
_____
_____
_____

ACQUA                           SNACK

INTEGRATORI                     MEDICINE

# ALIMENTAZIONE GIORNALIERA

DATA

COLAZIONE
_____
_____
_____
_____
_____

PRANZO
_____
_____
_____
_____
_____

CENA
_____
_____
_____
_____
_____

ACQUA                              SNACK
                                   _____
                                   _____
                                   _____

INTEGRATORI                        MEDICINE
_____             _____
_____             _____

# ALIMENTAZIONE GIORNALIERA

DATA

COLAZIONE

_____
_____
_____
_____

PRANZO

_____
_____
_____
_____

CENA

_____
_____
_____
_____

ACQUA

SNACK

_____
_____

INTEGRATORI

MEDICINE

_____
_____

# ALIMENTAZIONE GIORNALIERA

DATA

### COLAZIONE
___
___
___
___
___

### PRANZO
___
___
___
___
___

### CENA
___
___
___
___
___

### ACQUA

### SNACK
___
___
___

### INTEGRATORI
___
___

### MEDICINE
___
___

# ALIMENTAZIONE GIORNALIERA

DATA

COLAZIONE

_____
_____
_____
_____

PRANZO

_____
_____
_____
_____

CENA

_____
_____
_____
_____

ACQUA                                         SNACK

INTEGRATORI                        MEDICINE

# ALIMENTAZIONE GIORNALIERA

DATA

COLAZIONE

---
---
---
---

PRANZO

---
---
---
---

CENA

---
---
---
---

ACQUA

SNACK

---
---
---

INTEGRATORI

MEDICINE

---
---

# ALIMENTAZIONE GIORNALIERA

DATA

COLAZIONE

_____
_____
_____
_____

PRANZO

_____
_____
_____
_____

CENA

_____
_____
_____
_____

ACQUA

SNACK

_____
_____
_____

INTEGRATORI

MEDICINE

_____
_____

# ALIMENTAZIONE GIORNALIERA

DATA 📅

COLAZIONE

___
___
___
___

PRANZO

___
___
___
___

CENA

___
___
___
___

ACQUA                                        SNACK

___
___
___

INTEGRATORI                          MEDICINE

___                                                ___
___                                                ___

# ALIMENTAZIONE GIORNALIERA

DATA

COLAZIONE

_____
_____
_____
_____

PRANZO

_____
_____
_____
_____

CENA

_____
_____
_____
_____

ACQUA                               SNACK

_____
_____
_____

INTEGRATORI            MEDICINE

_____    _____
_____    _____

# ALIMENTAZIONE GIORNALIERA

DATA

**COLAZIONE**

___

**PRANZO**

___

**CENA**

___

**ACQUA**

**SNACK**

___

**INTEGRATORI**

**MEDICINE**

___

# LE MIE RICETTE

RICETTA _____

INGREDIENTI                                QUANTITÀ

_____     _____
_____     _____
_____     _____
_____     _____

ESECUZIONE

_____
_____
_____
_____
_____
_____
_____
_____
_____
_____
_____

# LE MIE RICETTE

RICETTA _____

INGREDIENTI                          QUANTITÀ

_____   _____
_____   _____
_____   _____
_____   _____
_____   _____

ESECUZIONE

_____
_____
_____
_____
_____
_____
_____
_____
_____
_____
_____
_____

# LE MIE RICETTE

RICETTA _____

INGREDIENTI                                QUANTITÀ
_____              _____
_____              _____
_____              _____
_____              _____

ESECUZIONE
_____
_____
_____
_____
_____
_____
_____
_____
_____
_____
_____
_____

# LE MIE RICETTE

RICETTA _____

INGREDIENTI                                QUANTITÀ

_____    _____
_____    _____
_____    _____
_____    _____
_____    _____

ESECUZIONE

_____
_____
_____
_____
_____
_____
_____
_____
_____
_____
_____
_____
_____

# LE MIE RICETTE

RICETTA _____

INGREDIENTI                                         QUANTITÀ

_____      _____
_____      _____
_____      _____
_____      _____
_____      _____

ESECUZIONE

_____
_____
_____
_____
_____
_____
_____
_____
_____
_____
_____
_____
_____

# LE MIE RICETTE

RICETTA _____

INGREDIENTI                    QUANTITÀ

_____     _____
_____     _____
_____     _____
_____     _____
_____     _____

ESECUZIONE

_____
_____
_____
_____
_____
_____
_____
_____
_____
_____
_____
_____

# LE MIE RICETTE

RICETTA _____

INGREDIENTI                                QUANTITÀ

_____     _____
_____     _____
_____     _____
_____     _____

ESECUZIONE

_____
_____
_____
_____
_____
_____
_____
_____
_____
_____
_____
_____

# LE MIE RICETTE

RICETTA _____

INGREDIENTI                    QUANTITÀ

_____    _____
_____    _____
_____    _____
_____    _____
_____    _____

ESECUZIONE

_____
_____
_____
_____
_____
_____
_____
_____
_____
_____
_____
_____

# LE MIE RICETTE

RICETTA _____

INGREDIENTI					QUANTITÀ

_____		_____
_____		_____
_____		_____
_____		_____

ESECUZIONE

_____
_____
_____
_____
_____
_____
_____
_____
_____
_____
_____
_____

# LE MIE RICETTE

RICETTA _____

INGREDIENTI                              QUANTITÀ

_____     _____
_____     _____
_____     _____
_____     _____
_____     _____

ESECUZIONE

_____
_____
_____
_____
_____
_____
_____
_____
_____
_____
_____
_____

# LE MIE RICETTE

RICETTA _____

INGREDIENTI                                QUANTITÀ

_____      _____
_____      _____
_____      _____
_____      _____

ESECUZIONE

_____
_____
_____
_____
_____
_____
_____
_____
_____
_____
_____
_____

# LE MIE RICETTE

RICETTA _____

INGREDIENTI                                QUANTITÀ

_____      _____
_____      _____
_____      _____
_____      _____
_____      _____

ESECUZIONE

_____
_____
_____
_____
_____
_____
_____
_____
_____
_____
_____
_____
_____

# LE MIE RICETTE

RICETTA _____

INGREDIENTI                    QUANTITÀ

_____   _____
_____   _____
_____   _____
_____   _____

ESECUZIONE

_____
_____
_____
_____
_____
_____
_____
_____
_____
_____
_____

# LE MIE RICETTE

RICETTA _____

INGREDIENTI				QUANTITÀ

_____		_____
_____		_____
_____		_____
_____		_____
_____		_____

ESECUZIONE

_____
_____
_____
_____
_____
_____
_____
_____
_____
_____
_____

# LE MIE RICETTE

RICETTA _____

INGREDIENTI                                      QUANTITÀ
_____          _____
_____          _____
_____          _____
_____          _____

ESECUZIONE

_____
_____
_____
_____
_____
_____
_____
_____
_____
_____
_____

# LE MIE RICETTE

RICETTA _____

INGREDIENTI                                QUANTITÀ

_____          _____
_____          _____
_____          _____
_____          _____
_____          _____

ESECUZIONE

_____
_____
_____
_____
_____
_____
_____
_____
_____
_____
_____
_____
_____

# LE MIE RICETTE

RICETTA _____

INGREDIENTI                                QUANTITÀ

_____          _____
_____          _____
_____          _____
_____          _____
_____          _____

ESECUZIONE

_____
_____
_____
_____
_____
_____
_____
_____
_____
_____
_____
_____

# LE MIE RICETTE

RICETTA _____

INGREDIENTI                                QUANTITÀ

_____     _____
_____     _____
_____     _____
_____     _____
_____     _____

ESECUZIONE

_____
_____
_____
_____
_____
_____
_____
_____
_____
_____
_____
_____

# LE MIE RICETTE

RICETTA _____

| INGREDIENTI | QUANTITÀ |
|---|---|
| _____ | _____ |
| _____ | _____ |
| _____ | _____ |
| _____ | _____ |

ESECUZIONE

# LE MIE RICETTE

RICETTA _____

INGREDIENTI                    QUANTITÀ

_____  _____
_____  _____
_____  _____
_____  _____
_____  _____

ESECUZIONE

_____
_____
_____
_____
_____
_____
_____
_____
_____
_____
_____
_____

Printed in Great Britain
by Amazon